Cómo perder peso de manera correcta En español/How to lose weight correctly In Spanish

Pasos sencillos para bajar de peso comiendo

Tabla de Contenido

daño que pueda ocurrirles después de realizar la información aquí descrita.

Además, la información en las siguientes páginas está destinada únicamente a fines informativos y, por lo tanto, debe considerarse como universal. Como corresponde a su naturaleza, se presenta sin garantía con respecto a su validez prolongada o calidad provisional. Las marcas comerciales que se mencionan se realizan sin consentimiento por escrito y de ninguna manera pueden considerarse un respaldo del titular de la marca comercial.

Introducción

Felicidades. Este libro discutirá las formas en que puede perder peso comiendo bien. Es una guía completa sobre cómo comer bien para quemar el exceso de grasa y lograr un cuerpo sano.

Las protuberancias del vientre no son agradables. No solo presentan un problema para su estilo, sino que también afectan su personalidad general. Libras de carne abultadas con ropa son un sueño horrible para muchos. No es nada agradable, incluso para las personas con sobrepeso. Sin embargo, la mayoría de las personas con sobrepeso saben que están llegando lentamente a esa etapa.

La obesidad es una cruda realidad de esta época. Se ha apoderado del mundo moderno con firmeza. Con más del 70% de la población estadounidense cayendo en la categoría de sobrepeso y el 39.8% en la categoría de obesidad, el pronóstico no se ve bien. La peor parte, lo sabemos. La parte aterradora, en una escala más amplia, es que los esfuerzos para contrarrestar la obesidad han demostrado ser en gran medida ineficaces.

Esta es una realidad que todos sabemos. Estamos bastante familiarizados con los efectos nocivos de la obesidad. Está en una condición muy desagradable.

La obesidad es una condición que limita la vida. Es mucho más que simplemente acumular algunos kilos de carne extra. Además de los problemas de exceso de peso, también. La hipertensión, las enfermedades cardiovasculares, los trastornos metabólicos y otros problemas similares se encuentran entre ellos. El peso extra causa estrés adicional en sus articulaciones. Limita su movimiento, por lo tanto, también limita su capacidad de perder peso. Y sin embargo, todos conocemos estos simples hechos.

La verdadera búsqueda es la solución. Una idea brillante que le ayuda a deshacerse de estos kilos de más.

Esta búsqueda ha llevado al éxito sin precedentes de la industria de la pérdida de peso, una industria que tiene un mercado de más de $ 66 mil millones en la actualidad. En cuestión de unas pocas décadas, de miles de millones de dólares es un gran salto. También se convierte en un gran problema recientemente.

Sin embargo, la parte más aterradora de ese fuerte crecimiento de la industria de la pérdida de peso, es que el problema de la obesidad también está creciendo al mismo ritmo. Es un claro indicador de la ineficacia de las medidas actuales. Significa que algo anda mal. Hay una pieza importante en el rompecabezas que nos falta por completo.

La gente se ha obsesionado mucho con la idea de perder peso. Desde las dietas de moda hasta las rutinas de ejercicios matadoras, desde las pastillas para la obesidad hasta las cirugías para bajar de peso, las personas están listas para llegar a los extremos para perder peso. Sin embargo, hay un pequeño problema. El peso vuelve e incluso si no hay sostenibilidad.

La razón principal de la creciente tasa de obesidad e insatisfacción entre el público en general es la ineficacia de las medidas de pérdida de peso. Cualquiera de las medidas de pérdida de peso no dan resultados. Las dietas estrictas, las rutinas de ejercicio duro, las píldoras, las cirugías, los suplementos alimenticios y otras medidas similares pueden ayudar a perder algo de peso. Por lo tanto, la recaída del peso ocurre casi con certeza.

Es probable que todas las personas que intentan perder peso a través de métodos rápidos pero insostenibles se decepcionen al final. Una cosa crucial que la industria de la pérdida de peso claramente no logra transmitir es que mantener un peso y un cuerpo saludables es un proceso continuo. Seguir una dieta súper estricta durante 15 días o 6 meses no puede ayudarlo a mantenerse en forma. Su exceso de peso no es una enfermedad que se puede curar con alguna píldora. Cuando intenta perder peso extra o reducir los bultos de grasa en su cuerpo, en realidad está tratando de ir en contra del proceso natural de su cuerpo. No puede apresurar este proceso ni detenerlo.

Su cuerpo seguirá tratando de acumular peso durante toda la vida. Está en el instinto de supervivencia del cuerpo. Si desea mantenerse en forma y saludable, tendrá que trabajar durante toda la vida. Cualquier cosa por encima y más allá de esto es una medida cosmética y no funcionará por mucho tiempo.

El verdadero problema con las medidas de pérdida de peso, como las dietas de moda, las rutinas de ejercicio estrictas y los planes de comidas prolongados, es que las personas no pueden seguirlos por mucho tiempo. Tan pronto como abandone su dieta restrictiva en calorías, deseará comer. Desea compensar toda la comida y el sabor que ha perdido. Esto es contraproducente. Incluso si sigue un control estricto, su cuerpo sigue empujándolo.

Lo mismo ocurre con las rutinas de ejercicio. Mientras bombea hierro en el gimnasio, su consumo de alimentos aumenta. Come más calorías porque está quemando más. Su apetito aumenta. Sin embargo, tan pronto como deja de trabajar, esas calorías adicionales comienzan a acumularse en forma de grasa. Puede dejar de hacer ejercicio sin previo aviso, pero lo mismo no funciona con el apetito.

El mayor problema con la mayoría de las medidas de pérdida de peso es que propagan los alimentos como su mayor enemigo. Se proyecta que los alimentos son la principal razón de la acumulación de grasa y, por lo tanto, se hacen todos los esfuerzos posibles para limitar la ingesta de alimentos. La comida no es su enemigo sino un requisito de la vida. De todo corazón, abrazar la comida es el mejor enfoque.

Este libro presenta un enfoque holístico para la pérdida de peso. Uno de los mayores factores limitantes en la pérdida de peso no es el tipo y la cantidad de alimentos que comemos, sino también nuestra psicología general. Este libro lo guiará a través de esos factores y lo ayudará a perder peso de manera efectiva.

Demasiadas dietas de moda, planes alimenticios estrictos y rutinas de ejercicio difíciles pueden brindar alivio a corto plazo. Sin embargo, a la larga, tales historias de éxito no brillan mucho. Este libro le servirá como una guía de formas sostenibles de perder peso al comer bien. Es la forma más efectiva de perder peso y mantenerlo. No podemos esperar mantenernos en forma y saludables al guardar rencor por la comida. La mejor manera de tener un cuerpo sano es abrazar los alimentos que comemos. Podrá identificar los alimentos correctos y los beneficios que aportan. Uno de los principales factores que conducen al exceso de peso es el ansia por la comida. Aunque comer es natural para cualquier ser vivo, el deseo no lo es. Es el resultado de malos hábitos alimenticios y malas elecciones de alimentos.

- ✓ Este libro explicará las formas naturales de evitar el antojo y comer en exceso.
- ✓ Explicará los beneficios de los alimentos naturales para perder peso y lo ayudará a crear un plan de alimentos naturales.

- ✓ En este libro, también obtendrá una gran cantidad de ideas para el desayuno, el almuerzo y la cena para mantenerse saludable y en forma.
- ✓ También conocerá las frutas saludables.
- ✓ Un plan de pérdida de peso saludable es uno que conduce a una quema de grasa más rápida y ralentiza la pérdida muscular. Este libro te dará exactamente lo mismo.
- ✓ Puede obtener todo eso sin aplastar las dietas y el régimen de alimentos poco saludables.

Simplemente lea el libro y abrace la idea de una vida saludable comiendo bien.

Hay muchos libros sobre este tema, ¡gracias de nuevo por elegir este! Se hizo todo lo posible para garantizar que estuviera lleno de tanta información útil como sea posible. Por favor disfrute!

Capítulo 1: Comprender la psicología de la pérdida de peso

La pérdida de peso es un objetivo importante. De suma importancia para todos. Si su salud comienza a fallarle, disfrutar de otros placeres de la vida se vuelve difícil. Uno de los mayores obstáculos del mundo.

El exceso de peso no solo afecta su personalidad y rendimiento, sino que también afecta su psicología y actitud. Sin embargo, la mayoría de nosotros lo miramos de manera incorrecta. La mayoría de las personas intentan hacer su propio exceso de peso.

Es fácil culpar a las cosas que no te van a responder. Pero si observa detenidamente, encontrará que el exceso de peso no necesariamente trae cosas malas a su vida. Por lo general, es al revés y la acumulación de peso es consecuencia de hábitos de vida incorrectos. Por lo tanto, si comienza a mejorar las cosas en la vida, los problemas de peso se pueden contrarrestar con mayor facilidad.

En un apuro por perder peso, tendemos a pasar por alto los factores que conducen al aumento de peso en primer lugar. De una manera muy sofisticada. La primera prioridad del cerebro es mantenerlo vivo en todas las situaciones. Mira las cosas desde una perspectiva muy diferente. Su cuerpo es una máquina coordinada que da todos los pasos para garantizar la supervivencia. Por lo tanto, comienza con cualquier tipo de estrés o peligro. Por lo tanto, ignorando incluso un pequeño impacto en su peso.

Si desea perder peso, es importante que comprenda los factores que afectan su peso. Ignorar estos factores conducirá a fracasos y decepciones.

Estrés

Vivir la vida de un sabio no es una opción en estos días. Es la era de la competencia. 'La supervivencia del más apto'. Sin embargo, la competencia ha alcanzado una dimensión completamente nueva en el mundo moderno. Necesita sobresalir en la escuela y en su lugar de trabajo. Necesita ser mejor que sus compañeros y trabajar más duro. Cumplir plazos y rendir más. Sin embargo, esta competencia feroz le quita su enfoque y da paso al estrés. Ambas cosas son malas para usted.

El estrés no es bueno. No solo afecta su corazón y cerebro, sino que también afecta su peso de muchas maneras. Cuando está estresado, su cuerpo comienza a liberar una hormona del estrés llamada 'cortisol'. Esta hormona causa varios problemas, pero el mayor es que le indica a su cuerpo que aumente el almacenamiento de grasa. Entonces, si está viviendo una vida estresante, esta hormona saboteará todos sus esfuerzos para perder peso.

Las personas que llevan una vida estresante también encuentran un gran consuelo en la comida, ya que distrae y alivia. Las situaciones estresantes invocan una respuesta de lucha o huida. Esto eleva la necesidad de consumir más calorías. Las personas terminan comiendo alimentos azucarados y grasosos en tales circunstancias. Todos conducen a un consumo excesivo de calorías que es completamente innecesario. Su cuerpo ya está en modo de quemado bajo en grasa debido a la alta liberación de cortisol; por lo tanto, todas esas calorías terminan siendo almacenadas como grasas. Dulces y alimentos grasos procesados. Esto lleva a un aumento de peso más rápido.

En esta era de competencia, sería una vida completamente libre de estrés. Sin embargo, tratar de reducir el estrés es algo muy práctico y factible. Si realmente desea que sus esfuerzos para perder peso funcionen y se pongan en forma, comience a tratar de manejar el estrés con prudencia. Es un demonio que causará más daño del que pueda imaginar.

Hay varias formas de reducir sus niveles de estrés. Disfrutar de su tiempo con amigos y familiares, meditación, ejercicio ligero y actividades placenteras. No solo se sentirá mejor, sino que también perderá peso mucho más rápido. Recuerde, perder peso no es simplemente ajustar su consumo de calorías. Su cuerpo tiene la capacidad de disminuir o aumentar el metabolismo. Si lleva una vida estresante, entonces coma una cantidad menor de calorías. Su cuerpo comenzará a conservar cada parte de él. Cuanto más relajado esté, mejor será su metabolismo.

Placer

Es simplemente el fenómeno opuesto del estrés. Lo relaja a usted y a su cuerpo también. Si está de buen humor, responde a las situaciones de una mejor manera en la vida real. Del mismo modo, el placer relaja su cuerpo también. La liberación de cortisol se reduce y su cuerpo sale del modo de supervivencia. Puede aumentar de forma segura la tasa metabólica, ya que no detecta ningún peligro para conservar la energía. Su intestino comienza a funcionar mejor y digiere la comida fácilmente.

El primer paso para lograr un cuerpo sano es relajarse. Al menos mientras está comiendo, quítese de la mente las cosas estresantes. Dele a su mente el tiempo para disfrutar de la comida. Cuanto más sienta, huela y disfrute la comida, mejor estará su cuerpo.

Si le gusta el aroma de la comida antes de comerla, su sistema digestivo se dispara. Comenzará a bombear los jugos digestivos y podrá digerir la comida rápidamente. Tomar un momento para disfrutar la comida es bastante rápido. No tendrá antojos frecuentes de comida.

Mentalidad

La comida le da energía. Si come un exceso, entonces provocará un exceso de peso. No es la comida que conduce al aumento de peso. Es muy importante que comience a mirar los alimentos con un enfoque positivo.

Comer el tipo correcto de cosas en las proporciones correctas. Algunas personas rechazan rotundamente algunos tipos de alimentos y abogan fuertemente por otros. Este es un enfoque que puede ser dañino. En definitiva, no es la comida. Todos los alimentos tienen uno u otro nutriente. Lo importante es comprender esas proporciones y cumplirlas.

No puede perder peso simplemente evitando los alimentos, como sugiere la mayoría de las dietas. Esta estrategia no funciona por mucho tiempo. Vivir con una dieta restrictiva en calorías no solo es desafiante sino también poco práctico.

Tendrá que desarrollar una mentalidad. Esto lo ayudará a perder peso y mantenerlo fácilmente.

Las personas quieren perder peso pero no obtienen el camino correcto. La floreciente industria de la pérdida de peso es un brillante ejemplo de lo mismo.

Métodos superficiales para quemar grasa. No puede permanecer en dietas restrictivas en calorías para siempre. El bombeo de hierro en el gimnasio de manera regular tampoco es una opción para la mayoría de las personas, ya que tienen que atender otras necesidades importantes de la vida y la familia. La mejor opción frente a usted en tales circunstancias es hacer de los alimentos su compañero para perder peso.

Las elecciones de alimentos saludables y los buenos hábitos alimenticios pueden ayudarlo a disfrutar su vida mientras sigue siendo sabroso. La industria de la pérdida de peso ha creado el mito de que la pérdida de peso es un proceso difícil que solo se puede lograr comiendo alimentos insípidos y sacrificando sus placeres del gusto. Toda su idea hace que la pérdida de peso parezca una actividad muy difícil.

Si desea perder peso, entonces deberá comprender la psicología de la pérdida de peso. Si está demasiado estresado por su peso, su proceso de pérdida de peso se ralentizará. Cuanto más libre de estrés permanezca, más rápido perderá peso.

Tendrá que aceptar más el poder que tienen los alimentos. Puede ayudarlo a perder peso sin mucho ruido. Simplemente necesita seleccionar la comida adecuada para comer y seguir un estilo de vida saludable. Cuanto más naturales sean estas cosas, más sostenible será su pérdida de peso.

Motivación

La motivación es el combustible para el éxito. La motivación correcta lo mantiene en marcha. El mayor problema en la pérdida de peso viene en la forma de corregir algunos hábitos de vida pobres. Si no tiene la motivación correcta, puede ceder fácilmente a la tentación y todo su intento de pérdida de peso sería una sacudida. Si tiene una fuerte motivación para perder peso, podrá vencer fácilmente las tentaciones. Encuentre una fuerte motivación para perder peso y siga trabajando para lograrlo a un ritmo constante.

Puede perder peso fácilmente si elige alimentos saludables y adopta buenos hábitos alimenticios. El siguiente Capítulo presentará algunos consejos alimenticios importantes.

Capítulo 2: Puntos clave a tener en cuenta para una alimentación saludable

La mayoría de las personas creen que pueden controlar el peso simplemente regulando la cantidad de calorías que toman. Esta es una noción incorrecta. Aunque es un hecho que las calorías no agregan grasa, no todas las calorías son iguales. Diferentes alimentos tienen más que simples calorías. Si desea bajar de peso comiendo bien, entonces tendrá que cambiar a hábitos alimenticios saludables.

Una alimentación saludable significa agregar los alimentos correctos. Comer alimentos que le dan calorías vacías simplemente aumentará el peso. Los alimentos que aumentan los niveles de insulina tampoco ayudarán a perder peso. Por lo tanto, es importante que adopte algunos buenos hábitos alimenticios para obtener resultados más rápidos.

Céntrese en la Fibra

La fibra es la clave para bajar de peso. Es un ingrediente alimenticio que puede ayudarlo a perder peso de muchas maneras. La fibra en las frutas, verduras y alimentos integrales es lenta de digerir. Es buena para el intestino y llena el estómago rápidamente y lo mantiene ocupado por mucho tiempo. Esto ayuda a evitar los antojos de comida y mejora su sistema digestivo. Aparte de eso, las verduras ricas en fibra son bajas en calorías y, por lo tanto, no tiene peligro de agregar peso extra al comer fibra. Las verduras de hoja verde tienen mucha fibra y minerales pero calorías insignificantes. Puede comerlos tanto como quiera sin preocuparse por el peso.

Además de las frutas y verduras, todos los granos también son una rica fuente de fibra. La fibra dietética no solo es buena para su sistema de digestión, sino que también ayuda a mantener sus niveles de insulina bajo control.

Enamórese de los alimentos integrales

Los granos integrales son geniales. Son una rica fuente de carbohidratos. Aunque los carbohidratos se anuncian como prohibidos, todos los granos son buenos. Además de los carbohidratos, todos los granos también proporcionan una gran cantidad de fibra dietética, así como nutrientes como vitaminas y minerales. Estos son muy importantes para su bienestar y hay muchos nutrientes que no obtiene de otras fuentes.

La fibra dietética mantiene su sistema digestivo saludable y comprometido. No solo disminuirá su peso, sino también el riesgo de problemas graves como hipertensión, enfermedades cardíacas y problemas digestivos.

La grasa saludable es importante

La industria de la pérdida de peso ha demonizado la grasa y el colesterol como la causa principal de todo mal. Esto está mal. La grasa es muy importante. De hecho, su cuerpo no puede funcionar adecuadamente sin grasa y colesterol. La grasa y el colesterol son componentes básicos de las hormonas en su cuerpo. No funcionará sin grasa. La grasa proporciona energía sostenible de larga duración a su cuerpo.

Sin embargo, como toda la grasa no es mala, la mayoría de las grasas tampoco son buenas. La mala calidad de la grasa consumida al comer alimentos fritos, salsas y aceites hidrogenados es muy poco saludable. Aumentará su peso y acelerará el proceso de obstrucción de las arterias.

Para mantenerse saludable, debe consumir grasas saludables. El pescado graso, las nueces, el aceite de oliva, el aguacate y otras cosas similares le proporcionan las grasas saludables necesarias. Debe abrazarlos para mantenerse saludable y en forma.

No se salte las proteínas

La proteína es la piedra angular de los músculos. Cuando comienza a perder peso, no solo pierde grasa, sino que también pierde mucha masa muscular. Esto puede causar problemas si no está comiendo proteínas en la cantidad correcta.

Comer una dieta alta en proteínas también tiene una ventaja adicional; le hace sentir lleno más rápido. Una dieta rica en proteínas significa que alcanzará la saciedad más pronto y no tendrá antojos de alimentos. Sin embargo, debe recordar el hecho de que la proteína también tiene calorías y con mucho cuidado.

Evite el azúcar refinada a toda costa

El azúcar agregado en todas sus formas es malo para su salud. El azúcar refinada no solo aumenta sus niveles de insulina, sino también muchas calorías vacías, las cuales son malas. Si desea perder peso rápidamente y mantener un estilo de vida saludable, entonces reducir el azúcar refinada debería ser su primer paso. Si es goloso, busca edulcorantes naturales como las frutas. Son dulces pero contienen fructosa que es saludable.

El azúcar refinado es adictivo. Cuanto más lo coma, más querrá otra vez. Esto significa que nunca tendrá suficiente. Sus planes de pérdida de peso se irán por el desagüe. La mejor manera de evitar la tentación es mantenerse completamente alejado de ellos. Incluso una pequeña cantidad de azúcar refinada seguirá causándole problemas.

Un gran obstáculo en mantenerse alejado del azúcar refinada es que los alimentos procesados tienen altas cantidades de azúcar refinada para agregar sabor. Esto los hace insalubres y evitables. Si desea perder peso, también tendrá que reducir su consumo de alimentos procesados.

Manténgase alejado de las calorías fáciles

Simplificar su comida puede no ser la mejor solución para usted todo el tiempo. Cuando su cuerpo toma tiempo para digerir algo, quema calorías en el proceso. Su metabolismo aumenta y se pone en marcha el proceso de perder peso. Por lo tanto, es mejor comer alimentos lo más cerca posible de su estado natural. Aunque esto no significa que deba comer alimentos enteros crudos o vegetales. Cuando come una fruta en estado natural, lleva tiempo digerirla. La liberación de calorías es lenta y su sistema digestivo sigue comprometido en enviar una señal de saciedad. Sin embargo, si bebe el jugo de la misma fruta, la entrada de calorías es alta y repentina, pero de corta duración. Pronto sentirá hambre y consumirá más calorías innecesarias.

Lo mismo ocurre con todo tipo de bebidas saludables, bebidas gaseosas y similares. Todos agregan calorías adicionales a su cuerpo sin proporcionar nada a su sistema digestivo. Sus niveles de insulina permanecen con picos y el azúcar agregado conduce a los antojos.

No importa lo que diga la etiqueta de la bebida energética. Si tiene algún tipo de sabor, no es natural y debe evitarse. Todas las bebidas energéticas y las bebidas sin calorías conllevan este riesgo. Si tiene sed y está deshidratado, beba agua y nada más.

No intente simplificar su comida. Comer alimentos lo más cerca posible de su estado natural es la mejor manera de perder peso.

Cuanto más tiempo lleve su sistema digestivo para procesarlo, mejor.

Los carbohidratos refinados son malos

Las calorías vacías en todas sus formas son malas y los carbohidratos refinados solo te brindan esto. Los carbohidratos refinados carecen de la fibra y los nutrientes esenciales y lo cargan de calorías. Son perjudiciales para su sistema digestivo y aumentan sus niveles de insulina.

Levantan demasiadas banderas rojas en lo que respecta a su salud y, por lo tanto, debe evitar los carbohidratos refinados tanto como sea posible.

La alimentación consciente es la clave

Una de las principales razones para los atracones es comer sin sentido. No es el sabor, el olor, el hambre o el deseo lo que lleva a comer en exceso; es simplemente no tener en cuenta las desventajas de comer más. Cuando presta menos atención a la comida y la cantidad que está comiendo, todas las ventajas desaparecen.

Comer es una actividad importante. Es esencial para tu supervivencia. Comer mientras mira televisión o habla puede distraerlo y llevarlo a comer en exceso. Debería evitar eso si está tratando de perder peso.

Siempre observe las cosas que está comiendo y tenga cuidado con la cantidad.

Capítulo 3: Cómo dejar de hacer dieta y otros planes alimentarios estrictos

El hecho es simple. Las dietas y los planes alimenticios estrictos son estrategias de pérdida de peso a corto plazo y no funcionan a largo plazo. Las dietas son restrictivas y todo lo que sea restrictivo va en contra de la naturaleza humana. Tan pronto como las personas abandonan los planes de dieta, comienzan a aumentar de peso. Incluso si permanecen en un plan de dieta durante un poco más de tiempo, los resultados comienzan a disminuir. Ver que su labor se va por el desagüe puede ser frustrante.

Sin embargo, a algunas personas todavía les gusta seguir dietas y planes alimenticios estrictos, ya que les da una sensación de control. Sienten que están dirigiendo su vida en la dirección que desean. Pero, este sentimiento pronto se vuelve contraproducente cuando llegan a una meseta. Esto no solo aumenta la exasperación, sino que también provoca estrés. A algunas personas todavía les gusta seguir las dietas, ya que sienten que se volverán vulnerables una vez que abandonen la dieta. Es un sentimiento negativo.

La comida es una parte importante de la vida e imaginársela como si fuese un villano no va a funcionar. Tendrá que abandonar los planes de dieta si desea perder peso y mantenerlo con éxito.

Las dietas y los planes alimenticios restrictivos están diseñados para trabajar en contra de la constitución humana. Nuestro cuerpo entra en el modo de supervivencia tan pronto como disminuimos nuestra ingesta de calorías. Reduce la tasa metabólica y nuestro cuerpo se adapta a la ingesta baja en calorías. Entonces, aunque las dietas parezcan funcionar al principio, se vuelven ineficaces durante un período.

Si toma un plan de dieta a corto plazo, puede sentir un poco de pérdida de peso. En general, es el peso del agua lo que baja, pero se recupera muy rápido. Las personas que siguen una dieta tienden a darse un atracón debido a los instintos naturales que también conducen a un aumento excesivo de peso muy rápido.

La mejor manera de perder peso y mantenerlo durante un período prolongado es dejar de hacer dieta o seguir otros planes alimenticios estrictos. Comer bien y seguir un régimen de alimentación saludable lo ayudará de manera muy efectiva a perder peso.

Por lo tanto, incluso si se ha dado un atracón después de dejar una dieta, lo mejor que puede hacer es no seguir otro plan de dieta. Puede sentirse tentado a hacerlo, pero es un mal movimiento. La comida es un requisito de la vida y nuestro cuerpo puede procesarla. Puede ejercitarse un poco más y manejar esas calorías adicionales. Su metabolismo de las grasas mejorará si deja de estresarse por algunas calorías adicionales. El estrés es malo para quemar grasa. Entonces, acepte el hecho de que ha comido algunas calorías adicionales y siga adelante.

Cuando no está a dieta, es libre de comer cualquier cosa, ya que no hay restricción. Esto hará que los alimentos sean menos seductores o atractivos para usted. Este es el primer paso para el éxito. Puede elegir comer o no comer nada sin culpa. Esto funciona mejor que cualquier dieta para su cuerpo.

Las personas que han estado siguiendo planes de dieta durante mucho tiempo pueden tener dificultades, pero el hecho es que ponerse a dieta no va a obtener resultados. Solo obtendrá resultados cuando siga una rutina de alimentación saludable.

Problemas técnicos con los planes de dieta

La mayoría de los planes de dieta se centran en una parte del problema y es en la ingesta alta en calorías. Trabajan para reducirla. Sin embargo, eso no es lo mejor que se puede hacer. Lo que comemos agrega calorías a nuestro cuerpo. Esas calorías nos ayudan a manejar el cuerpo y las que consumimos adicionales, se acumulan como grasa. Pero, todas las calorías no son iguales. Por ejemplo, consideremos los macronutrientes.

❖ **Carbohidratos**

Los carbohidratos son el principal combustible energético. Cuantos más carbohidratos obtengamos, más fácil será nuestra adquisición de calorías. Disminuir la ingesta de carbohidratos dificultará la producción de energía. Entonces, reducir el consumo de carbohidratos es juiciosamente un paso sabio.

❖ **Proteína**

La ingesta de proteínas también agrega calorías, pero tiene una función muy diferente. La proteína es necesaria para el desarrollo muscular. Si reduce su consumo de proteínas, enfrentará problemas en el desarrollo muscular. Si reduce demasiado su consumo de carbohidratos, su cuerpo comenzará a comer sus músculos para obtener energía. Es por eso que una dieta muy estricta conducirá a la pérdida muscular. Las proteínas deben ser parte de su comida de manera equilibrada.

❖ Grasa

La grasa es otro macronutriente importante. Desempeña varias funciones importantes en su cuerpo. Todas las hormonas están hechas de colesterol y es un producto de grasa. Por lo tanto, su cuerpo no puede sobrevivir sin la ingesta de grasas. Reducir la ingesta de grasas puede ser perjudicial para su salud. Los niveles altos de grasa y colesterol no provienen de las grasas saludables. El colesterol dietético es seguro. Si elimina las grasas saludables de su dieta.

El verdadero problema con las dietas es que generalmente eliminan todo esto.

La industria de la pérdida de peso y las empresas de fabricación de productos alimenticios han proyectado la grasa como el verdadero demonio. Se ha establecido en la percepción común de que si come grasa, engordará. Es una idea absurda. La humanidad ha sobrevivido con grasa durante miles de años. La grasa ha sido la principal fuente de alimento para los seres humanos. Una cosa que se ha agregado recientemente y es la causa principal del problema de obesidad, es el AZÚCAR refinado. La humanidad no tuvo acceso al azúcar refinada durante siglos. Es una adición reciente a nuestra comida. De hecho, la tendencia de los alimentos procesados también es una causa muy reciente y principal del problema. La alta dependencia de los alimentos procesados ha traído una gran cantidad de azúcar refinada a nuestras vidas y hemos engordado desde entonces.

Las dietas intentan abordar el problema de manera incorrecta. Puede reducir su consumo de calorías, pero no puede obligar a su cuerpo a quemar. La principal hormona responsable del almacenamiento de grasa es la insulina. Hasta que no haya insulina presente en su torrente sanguíneo, su cuerpo no comenzará a quemar depósitos de grasa. La insulina sigue enviando una señal a sus células grasas. Si desea quemar grasa, deberá idear formas de garantizar que su liberación de insulina se regule. Los carbohidratos aumentan sus niveles de insulina fácilmente. El azúcar refinada se equivoca seriamente con los niveles de insulina. Pero, la grasa no conduce a la liberación de insulina. Por lo tanto, una dieta rica en grasa no es el problema; La dieta baja en grasas es la verdadera culpable, ya que tiene una gran cantidad de azúcar agregada. Si desea bajar de peso, deberá regular sus niveles de insulina y la ingesta de carbohidratos. Reducir la ingesta de grasas y proteínas solo causará problemas.

Las dietas y los estrictos planes de comida también crean un antojo de comida en usted. Dichos planes no se pueden seguir por mucho tiempo y cuando se baja, la mejor manera de evitar tales situaciones es dejar de seguir una rutina de alimentación saludable.

El primer paso hacia una dieta saludable es minimizar el consumo de alimentos procesados. Su enfoque no debe ser simplemente minimizar el consumo de calorías. Es solo a través de una buena alimentación que puede perder peso.

Su cuerpo ha evolucionado a través de los siglos. Tiene un sistema muy sofisticado diseñado para prolongar la supervivencia. Si planea reducir el peso por supervivencia, entonces se dirige por un buen camino. A medida que disminuye la ingesta de calorías, el cuerpo disminuirá el metabolismo para garantizar un menor consumo de energía. Esto le da más tiempo para sobrevivir. La humanidad no ha sobrevivido a través de inundaciones, sequías y hambrunas sin mérito.

Si desea fijar su peso, tendrá que golpear la grasa de la manera correcta. Activar las hormonas es la mejor manera de asegurar la pérdida de peso. Su cuerpo solo comenzará a quemar grasas almacenadas.

La insulina es la hormona clave que bloquea cualquier tipo de quema de grasa. Si quiere perder peso, entonces tendrá que regular los niveles de insulina en su cuerpo. La escasez o el exceso de alimentos solo causarán niveles erráticos de insulina.

La función principal de la insulina es facilitar la absorción de glucosa en sangre. Los alimentos que tardan en digerirse y no provocan picos repentinos de insulina son los mejores.

El azúcar refinada se encuentra en la parte superior de la lista de alimentos que deben evitarse. Si le gusta comer dulces o alimentos procesados, entonces sus niveles de insulina serán erráticos. Los alimentos ricos en fibra son los mejores cuando se trata de normalizar sus niveles de insulina. Toman tiempo para digerirse y no provocan picos repentinos de insulina.

Elegir alimentos saludables ricos en fibra, minerales y vitaminas lo ayudará mucho. Las verduras de hoja verde se destacan en la lista, ya que son ricas en minerales y fibra y agregan una cantidad insignificante de calorías.

Las personas generalmente adoptan rutinas de dieta ya que no están contentas con sus cuerpos y desean recuperar el control. Sin embargo, las dietas pueden causar estrés y ansiedad debido al lento progreso. También conducen al miedo al fracaso, lo que no es bueno para su físico o su mente. Las dietas lo restringen y provocan antojos de comida. Comer cualquier cosa que no esté en la lista también puede dar paso a la conciencia de culpabilidad. Perder peso en esos términos no es saludable. Incluso si pierde algo de peso a través de tales medidas.

La mejor manera de dejar las dietas es que solo puede perder peso de manera sostenible. Evitar la comida no es una solución sino un problema.

Si come con una dieta sana y equilibrada, puede perder peso fácilmente.

Lo primero que debe hacer es evitar el azúcar refinada. Esto significa que los alimentos procesados deben consumirse con gran precaución. Cuanto más coma, mejores serán los productos alimenticios naturales.

El azúcar refinada es adictiva y crea un antojo de comida. Esto lleva a la acumulación de calorías vacías que no hacen nada además de aumentar sus niveles de insulina. Debe evitar tales alimentos.

Las bebidas carbonatadas, los refrescos, las bebidas energéticas y el alcohol tienen altas cantidades de azúcar. Debes evitarlos tanto como sea posible. No solo aumentarán sus niveles de azúcar en la sangre, sino que también lo harán desear más a menudo.

Evitar los alimentos bajos en grasa también es una buena idea. Los alimentos bajos en grasa tienen mucha azúcar agregada. Para compensar la pérdida de sabor. Esta es una razón importante para deshacerse de los alimentos bajos en grasa. Debe apegarse a frutas naturales, vegetales y granos enteros. Le proporcionarán los macronutrientes necesarios y le ayudarán a regular los niveles de insulina.

La insulina es la clave para bajar de peso. Es la clave de la salud. Tendrá que adoptar alimentos que lo ayuden a mantener sus niveles de insulina bajo control.

La atención plena al comer le ayudará mucho en la pérdida de peso. Su objetivo debe ser consumir las cantidades requeridas de calorías con un buen equilibrio de todos los macronutrientes. Simplemente reducir las calorías no funcionaría. Reducir las calorías significa reducir las proteínas y las grasas. Esto puede ser poco saludable. No quiere perder peso, pero también debe estar en forma y saludable. Una dieta poco saludable no puede hacerlo saludable.

28

La mejor manera de vencer el peso es mantenerse contento. La comida es menos problemática.

Capítulo 4: Aprenda las formas de suprimir los antojos y comer en exceso

El ansia por la comida es uno de los mayores enemigos de las medidas de pérdida de peso. Su ansiedad por comida es un sentimiento convincente que conduce a la culpa y al estrés más adelante.

Aprender a abordar la necesidad de comer o los antojos es algo importante. El ansia por la comida no surge de la nada. Algunas personas asumen que no pueden controlar sus antojos. No hay necesidad de ser tan duro consigo mismo. Los antojos son tanto un fenómeno fisiológico como emocional.

Cuando no ha comido por un tiempo, empieza a sentir hambre, es algo normal. Pero, hay momentos en que ni siquiera tiene hambre, pero quiere comer algo. Puede haber momentos en los que tenga que comer. Esto es antojo.

El ansia por más comida puede surgir de sus necesidades de energía infladas. Sin embargo, si ese es el caso, lo sabrá y no hay razón para preocuparse. Pero, si sus necesidades de energía son las mismas y aún siente antojos frecuentes de comida, entonces puede haber varias razones para eso que necesita comprender.

Algunas causas importantes de antojos inexplicables

Alimentos incorrectos

Casi siempre, los antojos son de dulces y alimentos procesados. La comida chatarra y los alimentos procesados contienen mucha azúcar agregada. Este azúcar es adictivo y te hace añorarla más.

Cuanto más la coma, más querrá comerla. Seguirá arrastrándolo hasta el suelo. No hay forma de evitarlos. Controlar su consumo de azúcar refinada es la mejor manera de suprimir los antojos. Si con frecuencia anhela los dulces, debe cambiar a frutas. Las frutas contienen fructosa que el cuerpo puede procesar fácilmente. Además de la fructosa, las frutas también contienen mucha fibra. Se sentirá satisfecho después de comer. Esto le ayudará a luchar en sus antojos de dulces.

Las comidas procesadas y rápidas pueden hacer que las anhele más. Contienen muchas calorías vacías. La gran cantidad de azúcar hace que estos alimentos sean sabrosos y quiers comer más. Estos son alimentos poco saludables y además de las calorías, también obtiene mucho colesterol malo de estos alimentos. Evitarlos es la mejor manera de suprimir los antojos. Cuanto más tiempo se mantenga alejado de dichos alimentos, menos antojos tendrá por ellos.

Desequilibrio hormonal

La leptina es una hormona importante en su cuerpo que induce saciedad. Envía señales a su cerebro. Sin embargo, la inflamación en las células grasas puede conducir a la liberación no regulada de leptina. Este fenómeno puede desencadenar la resistencia a la leptina y puede tener antojos de comida incluso después de comer. Comer alimentos antiinflamatorios saludables y mantener un estilo de vida saludable puede ayudarlo a lidiar con este problema.

Estrés

El estrés es una de las principales causas del antojo de alimentos. Algunas personas intentan encontrar consuelo en la comida cuando se encuentran en situaciones estresantes. Otros tratan erróneamente los alimentos como una solución para su depresión. Esto está mal y salir de él es muy importante. Ignorando tales antojos. La comida no puede ser una solución a sus problemas emocionales. Por el contrario, agravará los problemas emocionales en más de un sentido. Obtener la ayuda del experto es la mejor manera de aliviar el estrés de los alimentos.

Elegir alimentos saludables es la mejor manera de lidiar con los antojos. Si tiene antojos de alimentos específicos, intente reemplazarlos con cosas similares pero saludables.

Algunos artículos que la mayoría de las personas anhelan son:

1. Chocolates: el chocolate es el mejor cuando se trata de alimentos que causan antojos. La deficiencia de magnesio en su cuerpo puede provocar antojos de chocolate. Sin embargo, hay muchos otros alimentos saludables que son ricos en magnesio, como los aguacates y las almendras. Debe optar por ellos en lugar de chocolate cuando sienta la necesidad.

2. Papas fritas: ansias de papas fritas. Está altamente procesado y agrega demasiada sal a su cuerpo. Puede comer nueces en lugar de papas fritas. No solo contienen grasas saludables, sino que también le hacen sentir más lleno rápidamente.

3. Pasteles y dulces: estos tienen mucha azúcar refinada y son muy malos para usted. Lo harán querer más. La mejor manera de evitar los antojos es reemplazarlos con frutas como duraznos, cerezas o melones. Las frutas secas como las ciruelas pasas o las pasas también son un muy buen reemplazo para los dulces y pasteles.

4. Gaseosas y otras bebidas endulzadas: las gaseosas y otras bebidas son malas para la salud. Son adictivos y le hacen

desear más. Proporcionan muchas calorías innecesarias, incluso si se anuncian como bebidas sin calorías. La mejor manera de lidiar con los antojos de tales bebidas es reemplazarlas con lima fresca.

La mejor manera de reducir el antojo y comer en exceso

Beber mucha agua

Si anhela algo, beber agua le ayudará mucho. El agua le hace sentir más lleno y disminuye el deseo. Es una bebida sin calorías y lo hidrata. Puede beber agua sin temor a cargar calorías adicionales. Beber mucha agua también ayuda a perder peso. Entonces, matará dos pájaros de un tiro. Primero, suprimirá su hambre y segundo, aumentará su gasto de energía en reposo. Esto consume calorías y ayuda a perder peso más rápido.

Coma una dieta rica en proteínas

Se sabe que una dieta alta en proteínas reduce significativamente su antojo de comida. Le hace sentir lleno por más tiempo y no siente el antojo de comida. Coma una dieta rica en proteínas.

Cree una distracción

La comida puede ser tentadora, especialmente la que anhela. La mejor manera de evitar los antojos es mantenerse alejado de dichos alimentos. Si siente la tentación de comer algo, entonces crear una distracción es la mejor manera de evitar comerlo. Hacer una caminata rápida o realizar alguna otra actividad física es una buena manera de evitar esos antojos. Masticar gomas de mascar o comer alimentos bajos en calorías como las verduras también pueden ayudarlo a controlar el impulso.

Planifique sus comidas por adelantado

La planificación es la clave para una vida saludable. Si desea elegir alimentos saludables, entonces planificar con anticipación es lo mejor. De esta manera, se mantendrá alejado de la tentación de la comida rápida o las comidas procesadas. Dichos alimentos solo crearán un antojo de más y arrojarán calorías vacías en su sistema. Si es posible, planifique sus comidas con anticipación. Prepare comidas saludables y cargue su refrigerador con frutas y verduras. De esta manera, puede evitar la tentación de tomar los atajos como comida rápida. La comida planificada es nutritiva y ayuda a suprimir la necesidad de comer más.

Evite permanecer hambriento por mucho tiempo

Debe mantener descansos saludables entre comidas pero nunca morirse de hambre por mucho tiempo. Cuando se mantiene alejado por mucho tiempo, su cuerpo comienza a buscar energía rápida. Comer a intervalos planificados lo mantiene lleno y puede evitar los antojos y los dolores de hambre fácilmente. En última instancia, se mantiene más lleno y come saludablemente.

Evitar el estrés

El estrés puede causar fuertes antojos. Además, cuando está estresado, su cuerpo comienza a liberar cortisol, lo que puede conducir a un aumento de peso. Bajo estrés, las personas recurren a los atracones y ceden a los antojos. La mejor manera de lidiar con este problema es evitar el estrés. Participe en actividades saludables como socializar con amigos y familiares y hacer algunos juegos al aire libre u otras actividades recreacionales.

Esto reduce sus hormonas del estrés y sus ansias por la comida disminuyen.

La alimentación consciente es la clave

La mayoría de nosotros no presta mucha atención a nuestra comida. Es una parte importante de nuestras vidas y necesidades. La alimentación consciente nos ayuda de manera controlada. También entendemos los aspectos positivos y negativos de los alimentos que comemos y podemos evitar fácilmente los alimentos poco saludables. Es la mejor manera de evitar la alimentación impulsiva. Mientras come, manténgase alejado de la TV o su teléfono inteligente. No coma mientras está trabajando en su computadora portátil o hablando con alguien, ya que no podrá juzgar la cantidad de comida que come. Cuando come conscientemente, puedes juzgar mejor la saciedad.

Coma despacio

Cuando tiene hambre, su intestino libera la hormona grelina. Esta hormona le indica a su cerebro que induzca el hambre. A medida que come, los niveles de grelina disminuyen y los niveles de leptina aumentan. La hormona leptina le indica a su cerebro que se siente satisfecho. Sin embargo, si come muy rápido, sus niveles de leptina no podrán enviar señales a su cerebro correctamente. Las posibilidades de comer en exceso aumentan en tales circunstancias. Comer despacio le da a su cuerpo un tiempo suficiente para sentir la saciedad y puede evitar comer en exceso fácilmente.

No siga comiendo si comienza a sentirse lleno. La hormona leptina puede tardar un tiempo en indicar por completo que está lleno. Deje de comer cuando se sienta un poco lleno. Su cuerpo necesita algo de tiempo para procesar.

Dormir es importante

La falta de sueño puede crear una fuerte necesidad de comer. El sueño adecuado es importante no solo para su cuerpo sino también para sus sensores de apetito. Si duerme bien, sentirá menos hambre y podrá administrar sus comidas de manera saludable. Dormir bien también ayuda a perder peso adecuadamente, ya que la liberación de la hormona de crecimiento humano (HGH) es más fuerte cuando duerme. Es una de las hormonas más poderosas para quemar grasa. Puede quemar más grasa durmiendo de lo que puede imaginar.

Comer comidas saludables

Las comidas apiladas con calorías vacías no solo te dejarán anhelando más, sino que también acumularán peso. Una comida equilibrada con todos los macronutrientes lo ayudará a mantener un cuerpo sano y a mantenerse alejado de las tentaciones. Sus comidas deben tener un equilibrio saludable de carbohidratos, proteínas y grasas saludables. Tales comidas lo ayudarán a mantenerse satisfecho por mucho tiempo. Empaque tanta fibra dietética como sea posible. La fibra ayuda a la digestión y mantiene el estómago lleno por mucho tiempo. Los granos enteros y las verduras son una buena fuente de fibra dietética. Si ama las frutas, trata de comerlas en el estado natural que exprimirlas. Las frutas enteras tienen mucha fibra que es buena para usted.

Comer antes de salir

Prácticamente no puede tener control sobre los alimentos que obtenga fuera de casa. Si sale con el estómago vacío, terminará comiendo cosas poco saludables y tendrá antojos de más. Si desea evitar tales tentaciones, siempre coma antes de salir de casa. Incluso si va de compras, nunca vaya con el estómago vacío. Un estómago vacío lo tentará a comprar cosas que no son saludables para usted. Hará elecciones alimenticias mucho más sabias cuando no se sienta tentado a comer algo de inmediato.

La pérdida de peso es un proceso a largo plazo. No es algo que pueda pasar de la noche a la mañana. Incluso si logra una pérdida de peso significativa rápidamente, mantener ese éxito será muy difícil. Elegir alimentos saludables, evitar los antojos y comer en exceso son las mejores maneras de perder peso y mantenerlo con éxito.

Es un proceso que necesitará tiempo, paciencia y capacitación. Sin embargo, es un proceso muy sostenible ya que nada está prohibido para usted. Puedes comer cualquier cosa que desee de vez en cuando. Esa libertad lo libera y se vuelve menos susceptible a ceder ante los alimentos seductores.

Todo lo que necesita es un poco de paciencia y comenzar a mirar su comida más de cerca. No vea la comida como su enemigo, pero considérela como un socio en su pérdida de peso. Este punto de vista lo ayudará mucho a suprimir los antojos de ciertos alimentos.

Capítulo 5: Reducir la ingesta de azúcar: el paso más importante hacia la pérdida de peso

Cuando se trata de perder peso. De hecho, el azúcar refinada es la causa más común de enfermedades en nuestro cuerpo. Conduce a obesidad y diabetes, hígado graso e hipertensión.

Una persona estadounidense promedio consume más de 145 libras de azúcar agregada cada año. Esto es sin tener en cuenta la cantidad de azúcar oculta que consume a través del pan, galletas, cereales, vinos, bebidas y alimentos procesados.

El azúcar refinada aumenta sus niveles de insulina. Esta es una hormona que no quieres. La insulina inhibe la liberación de hormonas reductoras de grasa. Se pueden producir varias hormonas que queman grasa como la adrenalina y la HGH si tiene insulina que fluye libremente en la sangre.

Si su torrente sanguíneo tiene una gran cantidad de insulina, sus reservas de grasa se centrarán solo en el almacenamiento de grasa. El trabajo principal de la insulina es ayudar a las células del cuerpo a absorber la glucosa. Una vez que se necesita glucosa fácilmente disponible en el torrente sanguíneo, la insulina comienza a almacenar energía adicional en forma de glucógeno y luego en forma de grasa. La alta liberación de insulina también puede conducir a la resistencia a la insulina. Este es un estado en el que sus células dejan de responder a la insulina. Esta resistencia a la insulina incluso conduce a la diabetes tipo 2.

Su grasa abdominal sigue aumentando y aumenta de peso si los niveles de insulina permanecen altos. La razón más común para tales picos de insulina es el azúcar.

El azúcar refinada es un gran problema. El azúcar presente en las frutas es fructosa y su cuerpo puede procesarlo fácilmente. La leche y los productos lácteos contienen azúcar en forma de lactosa y su cuerpo también puede procesar esto. Pero, el azúcar refinada es sacarosa y su cuerpo no puede procesarla fácilmente. Conduce a un aumento repentino en los niveles de energía y bombea muchas calorías vacías.

La mejor manera de perder peso es eliminar el azúcar refinada o agregada de su dieta diaria. De hecho es difícil si confía demasiado en los alimentos procesados y perder peso también será muy difícil para usted. Si cambia a alimentos integrales y alimentos naturales, será más fácil reducir la dependencia del azúcar.

Algunas formas efectivas de reducir la ingesta de azúcar

Lea las etiquetas cuidadosamente

Evitar los alimentos procesados puede ser una elección muy difícil y poco práctica para muchos. Sin embargo, aún puede intentar evitar el azúcar tanto como sea posible. Al comprar cualquier cosa, lea las etiquetas cuidadosamente y busque la cantidad de azúcar presente en ese alimento. Los ingredientes se enumeran en el orden de su cantidad. Si el azúcar figura en el orden superior, es mejor evitar ese artículo. El azúcar se puede enumerar con varios nombres como azúcar, azúcar natural, jarabe, fructosa y otros nombres similares. No se equivoque y mire de cerca. Si se trata del orden medio o de los rangos inferiores, entonces ese alimento sería más seguro de consumir.

Incluya más alimentos integrales en su dieta

Los alimentos integrales como frutas, verduras y granos integrales contienen azúcar natural y son muy saludables. Si incluye alimentos integrales en su dieta, el azúcar disminuirá. Los alimentos integrales también contienen mucha azúcar junto con azúcar que ayuda a la digestión y le hace sentir más lleno por más tiempo.

Evite las bebidas azucaradas

Las bebidas endulzadas bombean mucha azúcar a su sistema. Nunca se daría cuenta de la cantidad de azúcar que puede consumir simplemente bebiendo dos latas de refresco. El alcohol cargará una gran cantidad de azúcar en su sistema. Incluso el café o té endulzado tiene mucha azúcar. La bebida energética o saludable que bebe libremente también contiene una gran cantidad de azúcar refinada. Es fácil beber mucha azúcar sin sospechar. La mejor manera de evitarlo es tomar bebidas sin azúcar. La lima fresca sin azúcar o el té negro y el café sin azúcar son excelentes si quiere tomar algo.

No se deje llevar por la etiqueta de los edulcorantes naturales

Nunca podrá alejarse del ansia por azúcar hasta el momento en que aprenda a cortar el azúcar de su dieta diaria. Los edulcorantes naturales son simplemente una excusa y deben evitarse. Los primeros días son difíciles y sentirá una fuerte necesidad de comer azúcar, pero a medida que pase el tiempo se sentirá menos inclinado a comer azúcar. Las personas que simplemente creen que cambiar a cosas que llevan edulcorantes naturales es una mejor opción, terminan comiendo más azúcar de la requerida. Evitarlo tanto como sea posible es la opción más segura. Coma frutas frescas si siente la necesidad.

Aumente su ingesta de proteínas

La proteína en la dieta es muy satisfactoria y saludable. Le ayuda a sentirse lleno de batallas con los antojos. Una dieta rica en proteínas dura mucho tiempo, por lo que no siente los antojos de azúcar fácilmente. Si siente la necesidad de comer algo mientras come algunas nueces, es una mejor opción que buscar dulces y barras de chocolate.

Aumente las grasas saludables en su dieta

Los productos alimenticios que contienen grasas saludables son excelentes. Te mantienen lleno y no aumentan los niveles de insulina. Al elegir grasas saludables, asegúrese de confiar más en los alimentos integrales que simplemente en los aceites. Los alimentos integrales le darán fibra y otros nutrientes junto con grasas y lo ayudarán todo el tiempo. Una dieta rica en grasas también le ayuda a frenar los antojos de dulces.

Evitar la tentación

La mejor manera de chocar accidentalmente con alimentos azucarados es mantenerlos fuera de la vista al menos en su hogar. Si tiene chocolates y dulces en casa, es probable que los coma en momentos débiles. La mejor manera es deshacerse de ellos. Cuanto menos los vea, menos inclinado se sentirá a comerlos.

No use el azúcar como su almohadilla de escape

Los alimentos azucarados tienden a hacer que las personas se sientan relajadas. Por lo tanto, las personas desarrollan una tendencia a comer dulces para reducir su nivel de estrés. Esta es una forma superficial de contrarrestar el estrés. Si el estrés es un problema para usted, entonces realice actividades más confiables como ejercicio, juegos y otras actividades placenteras.

El azúcar agregado seguirá siendo una preocupación si no lo maneja. La mejor manera de perder peso es aprender a deshacerse del azúcar para siempre.

Capítulo 6: Adopte alimentos naturales para bajar de peso fácilmente

Puede que no seamos la especie más antigua o la más primitiva en esta tierra, sin embargo, hemos sobrevivido una gran cantidad de tiempo en las buenas y en las malas. La raza humana ha sobrevivido a través de 'la peste negra', inundaciones y hambrunas, enfermedades mortales y edades sin cura. Hemos sufrido una gran cantidad de problemas relacionados con la supervivencia a través de los cuales navegamos, pero la obesidad nunca estuvo entre ellos. Sin embargo, hoy en este mundo moderno, ayudado con todos los avances médicos, nos enfrentamos a una epidemia de obesidad y luchamos por encontrar nuestra salida.

En la actualidad, 1,6 mil millones en todo el mundo son obesos o tienen sobrepeso y eso es de una población de 7 mil millones. La cuarta parte de la raza humana está afectada por problemas de peso. Nunca en la historia de la raza humana completa se ha visto afectada por uno de estos problemas. Todos lo sabemos y, a pesar de todos los recursos médicos modernos a nuestra disposición, no podemos hacer nada.

¿Es simplemente una cuestión de coincidencia que la humanidad haya comenzado a enfrentar el problema de la obesidad ahora? Con toda probabilidad, no puede ser una coincidencia. La obesidad es un resultado directo de nuestras malas elecciones alimenticias, la excesiva dependencia de los alimentos procesados y los hábitos de vida poco saludables. Por lo tanto, la solución también radica en corregir lo mismo.

La razón más importante detrás de la epidemia de obesidad ha sido una dependencia excesiva de los alimentos procesados.

Anteriormente, nuestra comida era básica y simple. Comimos alimentos lo más cerca posible de su forma natural. No fue adulterado ni procesado. Hoy en día, comemos alimentos altamente procesados adulterados con edulcorantes y grasas artificiales. Esto nos está haciendo gordos y enfermos. La solución al problema radica en corregir nuestras elecciones de alimentos y volver a los alimentos naturales.

Los alimentos naturales pueden ayudarnos a controlar nuestro peso y reducirlo. Los hemos estado consumiendo de forma segura durante miles de años sin problemas de obesidad. Los alimentos naturales están llenos de varios beneficios que nos ayudan a mantenernos en forma.

Algunos de los beneficios de consumir alimentos naturales

Lleno de nutrición

Los alimentos naturales están repletos de nutrición y pueden ayudarnos a perder peso. Los alimentos, en su forma natural, vienen cargados de macronutrientes y micronutrientes. El procesamiento de los alimentos erosiona los micronutrientes en los alimentos. Sin los micronutrientes adecuados, la comida pierde sus beneficios para la salud. Un alimento bajo en micronutrientes es menos satisfactorio y, por lo tanto, lleva a comer en exceso. Comer alimentos naturales como frutas enteras, verduras y granos integrales puede ayudarlo a obtener los micronutrientes y elementos traza.

Contenido de proteína intacta

Los alimentos altamente procesados pierden su contenido de proteínas. O bien el contenido de proteína se vuelve muy difícil de digerir. Varios estudios han demostrado que el procesamiento de alimentos hace que varios aminoácidos esenciales como la lisina, el triptófano, la metionina y la cisteína estén menos disponibles para el cuerpo. El azúcar y las grasas en los alimentos procesados reaccionan con las proteínas y lo hacen complejo para la digestión humana. Por otro lado, los alimentos ricos en proteínas naturales son ricos en proteínas y bajos en calorías, lo que lo hace mejor para perder peso.

Alta cantidad de fibra dietética

La fibra es una de las cosas más esenciales que ayudan a perder peso. Ayuda a su digestión y regula su apetito. Los alimentos naturales tienen mucha fibra en comparación con los alimentos procesados. Esto hace que los alimentos naturales sean una excelente opción para perder peso fácilmente.

Los alimentos naturales aumentan su tiempo de comer

Los alimentos en su forma natural son más fibrosos y requieren más tiempo para comer. Tiene que masticarlo más para que aumente el tiempo de comer. Sabemos que cuanto más tiempo tomemos para comer, menos nos inclinaremos a comer más. La leptina, nuestra hormona de la saciedad, podrá desencadenar la plenitud del cerebro. Esto niega el riesgo de comer en exceso. Mientras que los alimentos procesados son fáciles de comer, por lo tanto, puede comerlos en exceso fácilmente. Conduce a la acumulación innecesaria de calorías.

Los alimentos reales están llenos de polifenoles

El polifenol en los alimentos de origen vegetal es una rica fuente de antioxidantes. Le ayudan a combatir la inflamación y también ayudan a perder peso. Varios flavonoides en los alimentos reales dan un impulso real a las hormonas para quemar grasa y la pérdida de peso se vuelve fácil.

Sin azúcar refinada en alimentos naturales

El azúcar refinada es la raíz de esta epidemia de obesidad. Los alimentos naturales enteros pueden contener algo de azúcar natural, pero es completamente inofensivo; sin embargo, no contienen azúcar refinada. Esto hace que los alimentos naturales sean los mejores para perder peso.

El azúcar refinada solo agrega calorías vacías y da paso a los antojos. Manténgase alejado de los antojos.

Cero grasas trans artificiales

Las grasas trans artificiales son uno de los regalos más peligrosos de la industria de alimentos procesados. Fue diseñado para aumentar la vida útil de los productos alimenticios. Los experimentos han demostrado que los animales que toman grasas trans aumentaron la grasa del vientre mucho más rápido. Las grasas trans artificiales también conducen a varias complicaciones, como diabetes tipo 2, enfermedades cardíacas y otros trastornos. Los alimentos naturales tienen cero grasas trans; son completamente seguros. Los alimentos procesados, por otro lado, pueden venderse como cero grasas trans.

La comida natural es voluminosa, pero baja en calorías

Lo mejor de los alimentos naturales es que puede comerlos sin preocuparse por acumular calorías. Los alimentos naturales pueden aparecer en cantidad, pero son bajos en calorías. Mientras que los alimentos procesados son ricos en azúcar agregada y, por lo tanto, entregan más calorías incluso en pequeñas porciones.

Ganará peso incluso al comer pequeñas cantidades de alimentos procesados.

Los alimentos naturales son nutritivos, saludables y ayudan a perder peso. No agregan calorías vacías a su sistema y requieren una alta tasa metabólica para quemarlas. Esto hace la elección correcta para bajar de peso. Si realmente quiere perder peso, abandone los alimentos procesados. No es la cantidad de comida sino la calidad de la nutrición lo que más importa en la pérdida de peso.

Capítulo 7: Plan de alimentos naturales para bajar de peso

La desesperación por perder peso ha tomado una forma de pánico. La gente parece tener prisa por perder peso. Esto le da una oportunidad de oro para perder peso a través de trucos.

Hay algunas cosas importantes para recordar si realmente quiere perder peso.

- La pérdida de peso es muy simple. No es una tarea hercúlea. Puede reducir efectivamente el peso si lo pone en su corazón y mente.
- Mantenga su consumo de energía bajo y trate de quemar más calorías.
- Prestar más atención a la calidad de la comida.
- No se quede atrás del gusto y elija opciones de alimentos saludables.
- Consumir los macronutrientes de manera equilibrada es muy importante. Debe elegir buenos productos alimenticios para obtener los macronutrientes.

Los 3 principales macronutrientes

Carbohidratos

Ir a carbohidratos complejos sin refinar

Los granos integrales son los mejores cuando se trata de consumir carbohidratos complejos sin refinar. Están llenos de fibra y, junto con la energía, también proporcionan muchos elementos traza esenciales. Descuidar completamente los carbohidratos de sus dietas no es una política saludable a largo plazo.

Algunos expertos en alimentos clasifican los carbohidratos como el mal principal y la causa de los problemas de peso. Esto no es completamente cierto. La fuente de los carbohidratos es el problema principal. Si está obteniendo sus carbohidratos de harinas refinadas, azúcar y otras cosas similares, entonces definitivamente es malo. Sin embargo, los carbohidratos obtenidos de los granos integrales no solo son buenos, sino también esenciales.

Los granos enteros, las verduras con almidón, las legumbres, las frutas y los productos lácteos le proporcionan muchos carbohidratos. Junto con los carbohidratos, también obtienes fibra, elementos traza esenciales y vitaminas. Estos macro y micronutrientes son muy importantes para su salud. Sin embargo, debe recordar que los carbohidratos son una fuente fácil de energía para su cuerpo. A su cuerpo le gusta funcionar con combustible de carbohidratos y mientras siga obteniendo un suministro de carbohidratos listo, no cambiará a la quema de grasa. Por lo tanto, el consumo de carbohidratos no debe ser alto. Debe comer carbohidratos con moderación.

Las verduras de hoja verde y las verduras crucíferas son una excepción aquí. Puede comerlos en cantidades ilimitadas. Las verduras son voluminosas y ofrecen muy pocas calorías. Añaden mucha fibra saludable a su intestino y son ricas en vitaminas y minerales. Debe comer al menos 5-7 tazas de vegetales al día.

Las frutas enteras también son geniales. Llevan muchas vitaminas y minerales esenciales para su salud. Un cuerpo privado de nutrientes nunca puede ser un cuerpo sano. Necesitaría la combinación correcta de vitaminas y minerales de las fuentes naturales y las frutas son excelentes para eso. Son dulces y sabrosos. Hacen que la comida sea deliciosa. Le ayudan a mantenerse alejado de los edulcorantes artificiales y no causan antojos.

Los productos lácteos también son esenciales y también proporcionan vitaminas y minerales. Puede consumir productos lácteos en cantidades moderadas.

Proteína

La proteína es esencial para su crecimiento. La pérdida de peso también puede causar pérdida muscular. La ingesta de proteínas es esencial para compensar la pérdida de masa muscular. Puede comer proteínas de origen vegetal y animal. Ambos son buenos para ustedti y tienen sus efectos positivos.

Las proteínas animales son la fuente superior de proteínas. Los pescados, aves, carnes blancas y carnes magras son los mejores cuando se trata de proteínas animales.

Pescado

Los peces de agua salada capturados en el medio silvestre como el salmón, la sardina, el arenque, la caballa y la trucha son algunos de los mejores peces para comer. Están llenos de proteínas y ácidos grasos omega-3. Le proporcionan muchas proteínas y también ayudan a perder peso. Sin embargo, también puede elegir otros pescados y mariscos. Comer pescado fresco, no enlatado, es lo mejor en todas las circunstancias. Pero si quiere comprar pescado enlatado, elige variedades bajas en sal.

Aves de corral

La carne blanca es magra y puede comerla libremente. El pollo sin piel no es sólo sabroso, también es saludable. Obtiene muchas proteínas y es fácil de cocinar.

Huevos

Los huevos son los mejores cuando se trata de alimentos para bajar de peso. Tiene muchas proteínas y grasas, la mezcla perfectamente equilibrada que asegurará un crecimiento óptimo y la pérdida de peso.

Carnes Magras

Cuando se trata de carnes rojas, debes ser un poco cauteloso. El peligro de comer en exceso siempre está ahí. Recuerde siempre que las proteínas deben ser una parte importante de su dieta diaria, pero comer un exceso de proteínas también significaría sobrecargar su cuerpo.

Proteínas de origen vegetal

No hay duda de que la carne es una fuente de proteína comparativamente más rica. Sin embargo, la proteína a base de plantas tiene sus propias ventajas únicas. La proteína vegetal obtenida de las legumbres y las lentejas está repleta de fitonutrientes y fibra para reducir el colesterol. Entonces, incluso si desea seguir una dieta vegetariana, tiene muchas opciones para obtener una dosis saludable de proteínas.

Grasa

La grasa ha sido el alimento favorito de la humanidad durante siglos. Nuestros cuerpos favorecen la grasa, ya que es una fuente de energía rica y duradera y esa es la razón por la cual nuestro cuerpo siempre está tan interesado en almacenar energía como la grasa visceral. Las grasas saludables son buenas para su cuerpo, ya que causan la menor cantidad de aumento de insulina. Comer una dieta rica en grasas asegura que su cuerpo cambie más rápido para quemar el combustible graso en su cuerpo.

Puede obtener grasas saludables de pescado graso, nueces, semillas, frutas como aguacates, queso, huevos, aceitunas, etc.

Siempre es mejor evitar las grasas de baja calidad, como los aceites hidrogenados o los aceites refinados. Siempre trate de consumir la mayor cantidad de alimentos y no a través del aceite. Incluso el aceite de oliva en grandes cantidades no es bueno. Cuando consume alimentos ricos en grasas, también puede consumir otras cosas saludables como la fibra que ayudan en la digestión.

La comida rica en grasas lo mantiene saciado por mucho tiempo y su consumo de alimentos disminuye. Sus antojos llegan a su fin y puede vivir una vida mejor y más contenta.

Hay material ilimitado disperso por todas partes con respecto a las proporciones en las que puede consumir estos macronutrientes. Sin embargo, varios estudios han demostrado que lo importante en la pérdida de peso no es la cantidad de alimentos que consume, sino su calidad. Si está comiendo alimentos ricos y de calidad y se siente contento, su pérdida de peso será más efectiva.

La clave para la pérdida de peso sostenible es comer una dieta equilibrada y sentirse positivo al respecto. Cuanto más estresado esté por su peso, más lenta será su pérdida de peso.

Capítulo 8: Ideas fáciles para el desayuno, el almuerzo y la cena

Recetas para el Desayuno

Frittata Vegetariana

Para 2 personas
Tamaño de la porción: ½ Frittata

Ingredientes:

- 1 zanahoria, pelada y rallada
- ½ pimiento, en rodajas finas
- ½ cebolla, en rodajas finas
- 5-6 tomates cherry, cortados por la mitad
- 2 hojas de col rizada, despalilladas y en rodajas finas
- 5 huevos
- Pimienta negra, recién molida
- Aceite de coco para cocinar

Instrucciones de cocina:

- Precaliente el horno a 350ºF.
- Vierta un poco de aceite de coco en una sartén a prueba de horno de 8-9 pulgadas. Póngaloa fuego medio.
- Una vez que el aceite esté tibio, agregue todas las verduras en rodajas a la sartén.
- Saltee las verduras hasta que estén suaves y doradas.
- Mientras se cocinan las verduras, bata los huevos en un recipiente aparte hasta que estén espumosos. Sazone la pimienta negra recién molida.

- Una vez que las verduras estén suaves y doradas, vierta los huevos en la sartén lentamente.
- Reduzca el fuego y cocine a fuego medio-bajo durante 5-7 minutos.
- Sin revolver, cocine los huevos hasta que comiencen a colocarse en la sartén.
- Una vez hecho esto, transfiera la sartén al horno y hornee por más de 10 minutos.
- Saque la sartén del horno y córtela para servir.

Picadillo de batata y huevos

Para 2 personas
Tamaño de la porción: 2 huevos con hachís

Ingredientes:

- 1 batata grande, pelada y rallada
- 4 huevos grandes
- ¼ cucharadita cebolla en polvo
- ¼ cucharadita ajo en polvo
- ½ cucharadita sal marina
- ½ cucharadita perejil seco
- ½ cucharadita pimienta negra, recién molida
- Aceite de coco para cocinar

Instrucciones de cocina

- Mezcle la batata rallada con las especias en un tazón grande.
- Agregue un poco de aceite de coco en una sartén grande y llévelo a fuego medio-alto.

- Agregue el picadillo en la sartén y revuelva por un momento.
- Cubra la tapa y reduzca el fuego a medio.
- Deje que las batatas se cocinen durante 5-7 minutos como mínimo. Siga revolviendo para evitar que se quemen.
- Coloque el picadillo en dos platos.
- Cocine los huevos según su gusto.
- Disfrute de un sabroso desayuno con picadillo de batata y huevos.

Empanadas Calientes De Calabaza

Para 8 personas
Tamaño de la porción: 2 empanadas

Ingredientes:

- 4 tazas de calabaza, bien hecha puré
- ½ taza de col rizada picada
- ½ taza de harina de almendras
- 1 cucharada semillas de sésamo
- 1 cucharada semillas de chía
- 1 cucharadita de sal
- 1 cucharadita de pimienta
- 1 cucharadita de pimiento rojo picado
- 1 cucharadita de cúrcuma
- ½ cucharadita de comino
- 2 huevos, ligeramente batidos
- Aceite de coco para cocinar

Instrucciones de cocina:

- Precaliente el horno a 350ºF.

- Vierta un poco de aceite de coco a fuego medio-alto.
- Agregue la col rizada picada hasta que quede crujiente.
- Tome un tazón grande y vierta la calabaza en puré.
- Agregue las semillas en el tazón junto con las especias molidas.
- Doble los huevos y cocínelos en la mezcla de calabaza.
- Prepare una bandeja para hornear y rocíela con spray antiadherente para cocinar.
- Deje caer cucharadas colmadas de mezcla de calabaza en la bandeja para hornear.
- Hornee durante media hora.
- Saque las empanadas cuando estén firmes y doradas.
- Sirva estas deliciosas empanadas calientes.

Recetas para el Almuerzo

Buñuelos de calabacín y batata

Para 2 personas
Tamaño de la porción: 2 buñuelos

Ingredientes:

- 1 taza de camote, pelado y rallado
- 1 taza de calabacín, rallado
- 1 huevo, ligeramente batido
- ½ cucharadita de perejil seco
- ¼ cucharadita de comino
- 1 cucharada de harina de coco
- ½ cucharadita de ajo en polvo
- Sal marina y pimienta recién molida según el gusto
- Aceite para cocinar

Instrucciones de cocina:

- Para obtener buñuelos perfectamente dorados, escurra el líquido del calabacín rallado y déjelo reposar sobre una toalla de papel durante un tiempo para que absorba los jugos restantes.
- Mezcle el calabacín rallado con la batata y el huevo. Mezclar muy bien.
- En un recipiente aparte, mezcle la harina de coco y las especias. Agregue esta mezcla al tazón de calabacín.
- Caliente el aceite en una sartén antiadherente a fuego medio-alto.
- Divida su calabacín en cuatro porciones iguales y colóquelas en la sartén.

- Usando la espátula, presione la mezcla de calabacín ligeramente no más de media pulgada.
- Cocine las porciones hasta que estén doradas y crujientes. Una vez listo desde un lado, voltéalos.
- Sáquelos en una toalla de papel para absorber el aceite extra.
- Servir caliente.

Bocadillos de pollo aromáticos

Para 3-4 personas
Tamaño de la dosis: 6-7 picaduras de pollo

Ingredientes:

- 1 libra de pollo, sin piel y sin hueso
- ¼ taza de agua
- ½ taza de harina de almendras
- ½ cucharadita de pimienta de cayena
- ½ cucharadita de paprika
- 1 cucharadita de ajo en polvo
- ½ cucharadita de pimiento rojo picado
- ½ cucharadita de polvo de chile
- ½ cucharadita de sal marina
- 2 cucharaditas Condimento italiano

Instrucciones de cocina:

- Precalentar el horno a 400 ° F.
- Preparar una bandeja para hornear de metal y la capa con spray antiadherente.
- Prepare la harina de almendras y la mezcla de especias en un tazón.
- En un recipiente aparte, mezcle el huevo y el agua.

- Cortar el pollo en trozos pequeños.
- Cubra cada trozo de pollo en la mezcla de huevo y luego colóquelo en la mezcla de especias.
- Repita el proceso con todas las piezas de pollo.
- Comience colocando los trozos de pollo revestidos con especias en la bandeja de horno.
- Cocine las piezas por un tiempo, por un lado y luego voltéelas.
- Hornee todas las piezas durante aproximadamente media hora o hasta que se vuelvan crujientes y doradas.
- Sirva las deliciosas picaduras de pollo de inmediato.

Ensalada de aguacate con huevos

Para 2 personas
Tamaño de la porción: 5-6 onzas

Ingredientes:

- 1 aguacate maduro
- 2 huevos cocidos
- 1 tomate, pequeño
- Un poco de cilantro
- 1 limón fresco, en jugo
- Sal marina y pimienta al gusto

Instrucciones de cocina:

- Rebane el aguacate, los huevos, el tomate y el cilantro en trozos pequeños.
- Mézclelos en una tazón y agregue jugo de limón, sal y pimienta a la mezcla.
- Revuélvalos bien para que el jugo de limón, la sal y la pimienta se mezclen adecuadamente.
- Sirva encima de las verduras de ensalada o las espinacas tiernas.

Cena

Salmón caribeño

Para 4 personas
Tamaño de la porción: 4-6 onzas de salmón

Ingredientes:

- 2 libras de filetes de salmón
- 1 diente de ajo picado
- 1 cucharadita sal marina
- 1 cucharadita de pimentón
- ½ cucharadita de pimienta negra
- ½ cucharadita de orégano
- ½ cucharadita de comino
- ½ cucharadita de cebolla en polvo
- ½ cucharadita de chile en polvo
- ¼ cucharadita de tomillo
- Aceite de coco

Salsa de Mango

- 1 mango maduro, cortado en cubitos
- 1 aguacate, cortado en cubitos
- ¼ taza de tomates, cortados en cubitos
- ¼ taza de cebolla roja, cortada en cubitos
- ¼ taza de cilantro, cortado en cubitos
- 1 jalapeño, sin semillas y cortado en cubitos
- ½ lima, jugo
- Sal al gusto

Instrucciones de cocina:

- Prepare la salsa primero. Combine todos los ingredientes en un tazón y refrigere hasta que sea necesario.

- Precaliente la sartén.
- Mezcle bien todas las especias en un tazón.
- Cubra adecuadamente los filetes de salmón con el aceite de coco, asegurándose de que todos los lados estén cubiertos.
- Frote la mezcla de especias sobre el pescado correctamente.
- Coloque los filetes de salmón con la piel hacia abajo en la sartén.
- Cubra y deje que se cocinen durante unos 3 minutos.
- Voltee con precaución los filetes de salmón y reduzca el calor al mínimo.
- Cubra nuevamente y cocine por unos 5 minutos.
- Sirva los filetes de salmón en la cama de verduras y salsa de mango en la parte superior.

Tacos de pollo callejeros

Para 4 personas
Tamaño de la porción: 1 taza

Ingredientes:

- 1 libra de pollo deshuesado
- 1 cabeza de lechuga
- 1 lata de tomates cortados en cubitos
- 1 cebolla cortada en cubitos
- 1 taza de aceitunas picadas
- Cilantro picado
- Salsa picante
- 2 cucharadas de condimento para tacos

Instrucciones de cocina:

- Coloque el pollo en una olla de cocción lenta.
- Agregue los tomates cortados en cubitos junto con el condimento para tacos a la olla de cocción lenta.
- Cubra la olla y cocine hasta que esté tierna y completamente cocida. Esto debería tomar alrededor de dos horas.
- Saque el pollo. Triture y sirva en lechuga. Cúbralo con cebolla, cilantro, aceitunas y salsa picante según su gusto.

Capítulo 9: Frutas para hacer que la pérdida de peso sea sostenible

La comida saludable es más equilibrada y carece de edulcorantes artificiales para agregarle sabor, pero a veces puede ser aburrida. Sin embargo, es muy importante que siempre mantenga su comida interesante o, de lo contrario, mantenerla por mucho tiempo sería difícil. Las frutas son un gran alivio en tales circunstancias. Las frutas agregan sabor a su comida y la hacen interesante. Tiene la opción de agregar muchas frutas a su dieta y su régimen de pérdida de peso ya no sería aburrido.

Algunas de las frutas que hacen que su comida sea interesante y le brinden enormes beneficios para perder peso son:

Manzana

Hemos estado escuchando el viejo dicho "Una manzana al día mantiene al médico alejado". Tiene algún significado cuando se trata de perder peso. La manzana es una super fruta llena de beneficios. El mayor beneficio de comer esta fruta crujiente y deliciosa es que te da mucha fibra. Son sabrosas y te da una razón más para comerla. Aparte de esto, las manzanas también están llenas de antioxidantes y fitonutrientes. Ayudan a su cuerpo a combatir los radicales libres en su cuerpo. Estudios controlados han demostrado que comer manzana puede conducir a una pérdida de peso sustancial en comparación con otros granos enteros como la avena.

Plátano

El plátano es una fruta rica en nutrientes. Esta fruta rica en potasio puede ser su salvador cuando tiene un fuerte deseo de comer dulces. Esta fruta dulce le hace sentir más lleno sin la desventaja de cargarse con calorías vacías.

Puede comerlo entre comidas cada vez que sienta la necesidad de comer algo. Es saludable y nutritivo.

Arándano

Los arándanos son ricos en agua y fibra y una excelente opción en un régimen de pérdida de peso. El alto contenido de agua y fibra en esta baya ayuda a reducir el apetito y le ayuda a perder peso. Es rico en antioxidantes y ayuda a combatir los radicales libres. Por lo tanto, no solo ayuda a adelgazar, sino que también proporciona propiedades antioxidantes.

Toronja

Esta fruta agria es una excelente opción si desea manejar bien su apetito. Está llena de fibra y comer toronja en su forma natural, ayuda a mantener a raya el hambre. También obtiene mucha agua y fibra a través de esta fruta agria.

Pera

Si controlar los antojos de alimentos y controlar su apetito es un desafío para usted, entonces la pera será de gran beneficio. Esta es una fruta rica en fibra que le ayuda a mantener su digestión funcionando bien. La fibra en las peras ayuda a su cuerpo a digerir la nutrición de todos los demás alimentos bastante bien. También ayuda a controlar sus antojos.

Semilla de granada

Esta fruta tiene increíbles beneficios para la salud en la tienda, así como habilidades para perder peso. En primer lugar, la granada está cargada de potasio. Necesita una gran cantidad de potasio a diario para una vida saludable. Comer granada regularmente puede ayudarlo a satisfacer esas necesidades. La granada también está llena de antioxidantes que ayudan a mejorar el flujo sanguíneo y a disminuir los niveles dañinos de lipoproteínas de baja densidad (LDL). El mayor beneficio de pérdida de peso de la granada radica en su capacidad para acelerar su metabolismo. Las altas cantidades de polifenoles y antioxidantes ayudan a mejorar el metabolismo y usted puede quemar calorías de manera más efectiva. Esta fruta dulce también ayuda a regular su apetito. Debe considerar mantener esta fruta en su plan de alimentos.

Naranja

Este cítrico es uno de los mejores cuando se trata de perder peso. Si desea acelerar su metabolismo, entonces comer naranjas es la mejor estrategia. Las naranjas están llenas de tiamina, vitamina C y ácido fólico. Aumentan su metabolismo y aumentan sus habilidades para quemar calorías. Si tiene problemas con los antojos de comida, o si le encanta el sabor dulce y ácido, las naranjas también son excelentes para usted.

Como palabra de precaución, se debe comer la fruta en lugar de beberla como jugo. La pulpa y la fibra son las más útiles para su cuerpo, por lo que no tiene sentido desperdiciarlas.

Kiwi

Es un superalimento y excelente para bajar de peso. Está lleno de fibra insoluble que ayuda mucho a su digestión. También contiene una gran cantidad de fibra soluble que también le ayuda a sentirse lleno por más tiempo. Esta fruta picante y dulce está llena de nutrición.

Papaya

La papaya es la fruta perfecta para perder peso, ya que contiene una enzima llamada papaína que ayuda a su sistema de digestión.

También está lleno de antioxidantes, flavonoides y vitamina C que agregan grandes beneficios a su salud. Debe considerarlo en su ingesta diaria de frutas.

Guayaba

Es una fruta importante incluso para aquellos que no pueden comer frutas dulces debido a la diabetes. La guayaba tiene un índice glucémico bajo y, por lo tanto, incluso las personas que padecen diabetes pueden comerla. Es rico en fibra y ayuda mucho a su digestión. Si el estreñimiento le preocupa mucho, la guayaba es la respuesta a sus problemas. El contenido de fibra de la guayaba aumenta su metabolismo y ayuda a perder peso.

Capítulo 10: Asegure la quema de grasa y prevenga la pérdida muscular al comer bien

Si desea perder peso y mantenerlo a largo plazo, tendrá que hacer algo más que algunos ajustes. La pérdida de peso sostenible requiere cambios saludables en su estilo de vida. La pérdida de peso solo puede ser sostenible si sigue estas cosas como parte de su estilo de vida. Los trucos rápidos no funcionan en esta área. La mayoría de los cambios de estilo de vida requeridos son simples hábitos saludables. Tampoco requerirían mucho de su tiempo o esfuerzo. Simplemente necesita seguirlos atentamente. Será testigo de que perder y mantener el peso, nunca fue tan fácil.

Cosas importantes a seguir

Coma cantidades adecuadas de proteína diariamente

Cuando su cuerpo comienza el catabolismo o el proceso de comer solo para reducir el peso, simplemente no reduce la grasa, también hay una pérdida sustancial de masa muscular. Es algo inevitable pero no peligroso si está listo para complementar los músculos perdidos con una ingesta adecuada de proteínas.

Debe comer un mínimo de 56 gramos de proteína para los hombres y 46 gramos de proteína para las mujeres. Puede comer fácilmente esta cantidad de proteína sin estresarse en nada. Una pequeña porción de carne del tamaño de su palma tiene mucha más proteína que eso.

Debe concentrarse en comer proteínas de alta calidad. El pescado, los huevos, la carne magra, las aves de corral, las lentejas, el tofu y los lácteos tienen la proteína requerida. Lo importante es nunca perder la dosis diaria de proteína.

Coma montones y montones de frutas y vegetales

Las frutas y verduras son sus mejores socios cuando se trata de perder peso. Son bajos en calorías y altos en fibra, minerales, vitaminas y nutrientes. También lo ayudan a mantener a raya el hambre y los antojos. Lo hacen sentir más lleno y más satisfecho sin llenarse de calorías adicionales.

Recuerde que la pérdida de peso saludable no solo se trata de reducir su consumo de calorías, sino también de sentirse bien y satisfecho. Si su ingesta de frutas y verduras es alta, nunca sentirá que se está muriendo de hambre por perder algo de peso. Este sentimiento de satisfacción le ayudará mucho más en la pérdida de peso que alguna técnica de privación de calorías.

Reduzca su ingesta de carbohidratos

Los carbohidratos suministran energía fácil a su cuerpo. Son la principal fuente de combustible para su sistema. Sin embargo, el alto consumo de dieta de carbohidratos puede obstaculizar sus esfuerzos de pérdida de peso. Aquí se debe seguir un delicado equilibrio. Debe evitar comer carbohidratos refinados y cambiar a carbohidratos complejos sin refinar como los granos enteros. Son lentos para digerir y reducen el riesgo de ingesta excesiva de calorías. Evitar completamente los carbohidratos puede ser difícil ya que sus opciones de alimentos se vuelven demasiado limitadas. La dieta de carbohidratos integrales también contiene algunos elementos traza importantes. Por lo tanto, coma carbohidratos con moderación y manténgase alejado de los carbohidratos refinados.

Hacer ejercicios de cardio

Los ejercicios cardiovasculares son los mejores cuando se trata de quemar calorías y mantener la masa muscular magra.

Debes apuntar al menos a 150 minutos de cardio cada semana. Realizar cardio a intensidad media ayuda a aumentar la frecuencia cardíaca y la respiración. Sin embargo, no se estrese demasiado. Caminar o correr, andar en bicicleta, nadar o bailar son buenos ejercicios cardiovasculares.

Entrenamiento con pesas

La mejor manera de mantener la masa muscular y desarrollar masa muscular magra es participar en el entrenamiento con pesas. El entrenamiento con pesas o el entrenamiento de fuerza solo deben realizarse durante 20-30 minutos seguidos.

Debes intentar trabajar en todos los músculos principales durante cada entrenamiento.

Actividades como levantar pesas, ejercicios isotérmicos, yoga y pilates son buenos para usted.

Debe comenzar el entrenamiento con pesas con poco peso y luego aumentar el peso con cada repetición. Comenzar la rutina con pesos pesados puede provocar lesiones.

Practique el entrenamiento con pesas al menos a intervalos de un día. Esto le dará tiempo a sus músculos para recuperarse.

Dormir bien

Dormir es muy importante cuando se trata de perder peso. La falta de sueño puede provocar estrés y su pérdida de peso puede detenerse. El tiempo de sueño adecuado también asegura la liberación óptima de HGH, que es una hormona principal para quemar grasa.

La falta de sueño afecta negativamente su salud y pérdida de peso.

Seguir un estilo de vida saludable y un régimen alimentario asegurará que pierda peso a un ritmo constante y lo mantenga. Es una medida a largo plazo y garantiza que no solo pierdas peso, sino que también esté feliz y contento.

Si sigue un estilo de vida saludable, perderá peso y también ganará masa muscular. Sin embargo, el enfoque de su vida no solo debe ser perder peso y permanecer feliz. Intenta encontrar la felicidad de cualquier manera que pueda. Cuanto más feliz y contento esté, más fácil será perder peso y mantenerse en forma.

Conclusión

Gracias por llegar hasta el final de este libro. Esperemos que sea informativo y capaz de proporcionarle todas las herramientas que necesita para alcanzar sus objetivos de pérdida de peso.

El exceso de peso es un problema, pero no es algo que no pueda manejar sin pánico. Reducir el peso bajo estrés y las cargas será difícil. La pérdida de peso con dietas de moda y planes alimenticios estrictos no alcanzan los resultados deseados.

Estas son las cosas más importantes que debe comprender antes de comenzar su viaje de pérdida de peso.

Combatir su comida no es la forma correcta de perder peso. Este libro ha tratado de explicar este hecho muy simple. Si desea perder peso de manera efectiva y mantenerlo por un período más largo, entonces solo puede suceder al tomar las decisiones alimenticias correctas. La pérdida de peso es un proceso integral. Necesitará unirlo todo. La pérdida sostenida de peso requerirá un cambio positivo en el estilo de vida y los hábitos alimenticios.

Este libro ha tratado de mostrar que no es difícil. Puede hacer un cambio positivo en sus elecciones de alimentos fácilmente y eso tendrá un gran impacto en su peso.

Seleccionar el tipo correcto de alimentos es más importante que ser demasiado cauteloso sobre la cantidad de calorías que consume. Las dietas restrictivas en calorías no pueden tener un impacto a largo plazo en su peso. Si quiere bajar de peso, tendrá que aprender a comprender y aceptar las cualidades de los alimentos que come.

Este libro arroja luz sobre los alimentos saludables que deben incluirse en una dieta para bajar de peso. También explica las formas en que los alimentos correctos afectarán su exceso de peso. La mayoría de las personas han estado luchando en la batalla de pérdida de peso en el frente equivocado. Han pasado mucho tiempo contando calorías y grasas, mientras que el verdadero culpable era la comida procesada y los azúcares refinados. Este libro explica las formas en que el azúcar refinada aumenta su peso y desbarata sus planes de pérdida de peso. Si tiene que ganar contra los problemas de peso, entonces debería estar atento a las calorías vacías que arroja en su sistema a través de ellos.

El objetivo principal de este libro es informarle sobre la causa real del problema de obesidad y las formas de contrarrestarlo.

Puede lograr sus objetivos de pérdida de peso muy bien si sigue una dieta saludable y se mantiene lo más cerca posible de la naturaleza. Cuanto más abrace la naturaleza en su comida, mejor será su control de peso. Al final, debe recordar que no puede ganar actuando contra su cuerpo. Morirse de hambre no es la forma correcta de volverse saludable. Si realmente quiere ponerse en forma, tendrá que volver a una alimentación saludable y el resto de las cosas encajarán por su cuenta.